AF240375

# CONSEILS

aux

## JEUNES MÈRES

pour **Elles**

et leurs

Nouveaux-
——Nés

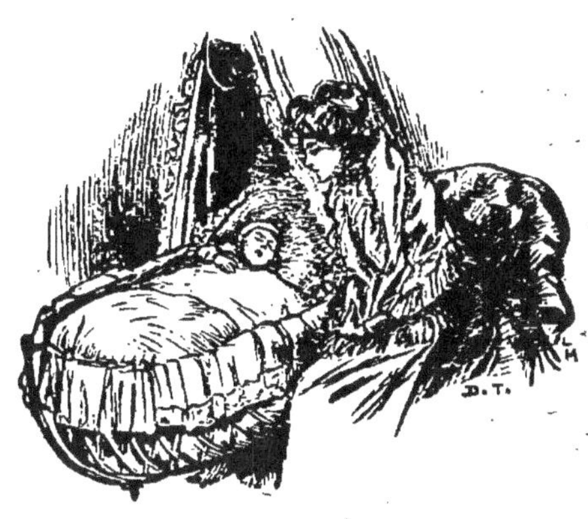

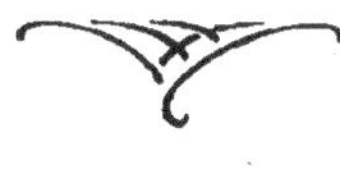



DUNKERQUE

IMPRIMERIE DU COMMERCE, 50, Rue du Maréchal-Joffre

— 1922 —

L'allaitement maternel est le seul mode d'alimentation naturelle.

Aucun lait n'est comparable à celui de la mère.

Toute mère a le strict devoir d'allaiter son enfant.

L'enfant a droit au lait de la mère.

L'immense majorité des femmes peuvent nourrir.

La régularité des fonctions digestives et de la croissance de l'enfant doit être l'objet d'une surveillance très attentive.

L'augmentation excessive ou insuffisante de son poids résulte ordinairement d'un allaitement excessif ou insuffisant.



3

# ALLAITEMENT MATERNEL

## Pendant le jour.

Les tétées seront espacées de deux heures et demie au moins pendant les 3 premiers mois, puis de trois heures pendant les mois qui suivent.

## Pendant la nuit.

Le repos étant aussi nécessaire pour la mère que pour le bébé, on ne donnera le sein qu'une ou deux fois.

L'enfant ne recevra rien dans l'intervalle des tétées <u>même s'il crie.</u>

Bien des mères ont une tendance à croire que leurs enfants ne sont pas assez nourris *et qu'ils se développent d'autant plus vite qu'il prendront plus souvent le sein. C'est une grave erreur.*

Dès qu'un bébé pousse des cris on s'imagine qu'il a faim, même s'il vient de téter, comme s'il ne criait que lorsqu'il a besoin de nourriture. Souvent les enfants crient au contraire parce qu'ils ont pris une tétée trop forte et qu'ils en sont incommodés, ou parce qu'ils sont mal emmaillotés ou mal nettoyés.

Dans la journée si, *à l'heure des tétées l'enfant dort,* il ne faut pas hésiter à le réveiller *pour le mettre au sein,* surtout pendant les premières semaines, *afin de lui faire prendre des habitudes régulières.*

*La durée moyenne des tétées ne doit pas excéder* quinze minutes.

Il est inutile de nourrir exclusivement au sein pendant plus de 8 à 9 mois, bien qu'en principe l'allaitement doive être aussi prolongé que possible.

On ne devra pas supprimer l'allaitement d'une façon définitive pendant les mois de *juin, juillet, août, septembre et octobre.* On ne le supprimera pas non plus lorsqu'évolue une éruption dentaire ou lorsque l'enfant présente quelque indisposition.

<u>Toute femme qui ne veut pas faire de mal à son enfant doit s'abstenir de liqueurs alcooliques</u> ; elle doit même éviter de prendre en trop grande quantité toute boisson contenant de l'alcool : vin, bière, cidre, etc., et éviter également l'abus du café qui rend les nourrissons extrêmement nerveux.

Comme alimentation la mère devra manger souvent et peu de viande, éviter toute nourriture épicée, faire surtout usage de purées de pommes de terre ou de légumes frais, de lentilles et de haricots qui favorisent la production du lait. **Elle devra éviter avec soin les choux, les épinards, l'ail, les oignons qui troublent les digestions de l'enfant.**

Elle devra prendre le plus d'exercice possible.

Afin d'éviter les crevasses, gerçures, etc., elle devra se nettoyer les seins doucement avec un peu de coton imbibé d'eau bouillie, avant comme après la tétée.

L'enfant ne doit dormir que dans son lit, couché tantôt sur un côté, tantôt sur l'autre, mais jamais sur le dos.

En aucun cas la mère ne doit coucher avec son enfant dans son lit car elle risque de s'endormir et de l'étouffer.

## ALLAITEMENT MIXTE

Dans le cas où la mère n'a qu'une quantité manifestement insuffisante de lait, soit d'une façon temporaire, soit d'une façon définitive, au début ou au cours de l'allaitement, elle doit suppléer au lait qui lui manque en y ajoutant une quantité suffisante de lait animal. C'est ce qui constitue l'allaitement mixte.

Un enfant nourri à l'allaitement mixte échappera avec plus de certitude aux maladies et à la mort que s'il est nourri au biberon dès sa naissance.

Il faut suivre pour l'allaitement mixte les mêmes règles que pour l'allaitement mater-

nel et suivre les prescriptions indiquées pour
le lait animal à l'allaitement artificiel.

# ALLAITEMENT ARTIFICIEL

L'allaitement artificiel est celui qui est
assuré, à défaut de lait de femme, par le lait
animal : ânesse, chêvre, vache, etc.

Le lait de vache est généralement
employé en raison de son abondance, de la
facilité de se le procurer et de ses qualités
nutritives et digestives.

On s'entourera de toutes les garanties
nécessaires pour employer du lait pur, c'est-
à-dire ni écrémé, ni frelaté, ni altéré, ni
contaminé.

Le médecin dira en quelles proportions
il doit être donné, soit pur, soit coupé, soit
sucré.

Il devra d'ailleurs toujours être pris tiède.

On peut détruire dans le lait les germes accidentels et malfaisants qui pourraient amener des maladies (gastro-entérite, tuberculose, fièvre typhoïde, etc.), par l'ébullition, par la pasteurisation, par le chauffage au bain marie à 100 degrés, par la stérilisation au-dessus de 100 degrés.

Lorsqu'on fait bouillir le lait, il faut enlever la première crême qui se forme pour permettre de prolonger l'ébullition. **Il ne faut pas croire que le lait bout quand il monte mais bien s'assurer qu'il bouillonne comme de l'eau bouillante.**

Le lait bouilli et le lait chauffé au bain marie à 100 degrés **doivent être consommés dans les 24 heures.**

Pour donner du lait à l'enfant, on peut employer la cuiller, le verre, la timbale ou petit pot. De cette façon, les repas sont toujours surveillés et ces instruments ont l'avantage d'être facilement maintenus propres.

On peut aussi employer le biberon, *à la condition formelle qu'il soit constitué uniquement par une bouteille surmontée d'une tétine.*

*Tous les biberons à tubes sont très dangereux et doivent être proscrits.*

On videra le biberon quand l'enfant n'aura pas bu tout ce qu'il contenait.

Le biberon ainsi que la tétine devront être nettoyés, après chaque tétée, avec le plus grand soin ; la tétine devra être conservée dans un verre propre, recouvert d'un linge.

Le coupage du lait, quand il est nécessaire, doit être pratiqué avec de l'eau récemment bouillie.

Avant de donner le lait animal, il convient de le goûter et de s'assurer qu'il n'a ni mauvais goût, ni mauvaise odeur.

*Dans l'allaitement artificiel, la sur- veillance de l'enfant doit être plus rigoureuse que dans l'allaitement maternel et l'allaite- ment mixte.*

# SEVRAGE

Le sevrage consiste à donner à l'enfant d'autres aliments que le lait.

Il fait courir d'autant plus de risques à l'enfant que celui-ci est plus jeune.

**Il doit être long et progressif.**

**Il ne faut jamais sevrer un enfant pendant les mois de grande chaleur.**

**L'alimentation solide prématurée est extrêmement dangereuse.**

# SOINS D'HYGIÈNE

L'enfant a besoin d'être changé très souvent. Si on ne le change pas, il prend des rougeurs qui le font crier. S'il est mouillé ou sali, on lui lavera les parties avec de l'eau, on sèche et on poudre avec du talc, du licopode ou de la poudre de riz non parfumée.

L'enfant devrait, pour le bien, être baigné tous les jours dans de l'eau à 36 ou 37 degrés ou, à défaut de thermomètre, donnant à la main l'impression d'être bien chaude.

Les couches devront être très souples. **Eviter les tissus de laine sur la peau.**

*S'il survenait une inflammation aux paupières, il faudrait prévenir immédiatement le médecin, les yeux des enfants devant être l'objet des plus grands soins, afin d'éviter les ophtalmies si fréquentes.*

L'enfant qui, en général, se développe très rapidement, a besoin de beaucoup d'air et de lumière. On choisira donc pour lui, *chaque fois qu'on le pourra,* la chambre la plus claire et la plus aérée, en été la plus fraîche, en hiver la plus chaude. Dans tous les cas, on devra toujours mettre le berceau de l'enfant près d'une fenêtre et jamais dans un coin sombre.

**On sortira l'enfant par tous les temps,**

12

sauf pendant les grands froids, les brouillards et les grandes chaleurs. *Il est dangereux de porter un nouveau-né assis sur le bras, et cela pendant au moins tout le cours de la première année. Il faut le porter couché sur le dos.* La nuit, l'enfant doit dormir de 6 à 8 heures. En réglant rigoureusement les heures de tétée, on donnera au bébé des habitudes d'ordre excellentes pour lui et ses parents.

L'emploi d'une sucette pour calmer les enfants est à interdire. La sucette traîne partout, n'est jamais propre et transporte souvent des germes de maladies. En outre, elle fatigue l'estomac des enfants, et leur déforme la bouche.

*Il est tout aussi mauvais de bercer les enfants et de les secouer sur les bras.* On provoque ainsi souvent des vomissements.

Il faut faire la plus grande attention aux selles des nourrissons. Quand le lait est de mauvaise qualité ou est mal digéré, les matières contiennent des caillots de lait ou prennent une teinte verte. **Lorsqu'elles sont**

**vert épinard, fréquentes et liquides, c'est l'indice d'une gastro-entérite. Il faut de suite prévenir le médecin.**

*Il faut nettoyer le cuir chevelu de l'enfant d'une façon complète une ou deux fois par semaine,* avec de l'eau chaude savonneuse, puis de la vaseline boriquée. Ce nettoyage devra être fait le soir, de façon que l'enfant ne sorte pas avec la tête humide.

**Les ongles devront être coupés courts, afin** que l'enfant ne s'égratigne pas.

**Des pesées régulières sont le moyen le plus sûr pour contrôler l'état de santé d'un enfant.** L'arrêt ou la diminution du poids d'un enfant, suffisamment nourri, est un indice de maladie. *Dans ce cas, comme chaque fois qu'il y aura des vomissements, des diarrhées, des convulsions, des accidents de dentition, il faudra consulter immédiatement le médecin.*

*Une mère ou une nourrice consciencieuse ne perdra jamais un temps précieux à suivre les conseils que ne manqueront pas* de lui donner des personnes de son entourage qui se disent expérimentées.

Aucune purge, aucun médicament, ne doit être donné sans l'avis du médecin.

Le nourrisson est un être si délicat et si fragile qu'en cas de maladie, des soins éclairés peuvent seuls le sauver.